Lubna AG. Mahmood

A qualidade da dieta e a perturbação de PHDA durante a infância

Lubna AG. Mahmood

A qualidade da dieta e a perturbação de PHDA durante a infância

ScienciaScripts

Imprint

Any brand names and product names mentioned in this book are subject to trademark, brand or patent protection and are trademarks or registered trademarks of their respective holders. The use of brand names, product names, common names, trade names, product descriptions etc. even without a particular marking in this work is in no way to be construed to mean that such names may be regarded as unrestricted in respect of trademark and brand protection legislation and could thus be used by anyone.

Cover image: www.ingimage.com

This book is a translation from the original published under ISBN 978-613-3-99322-8.

Publisher:
Sciencia Scripts
is a trademark of
Dodo Books Indian Ocean Ltd. and OmniScriptum S.R.L publishing group

120 High Road, East Finchley, London, N2 9ED, United Kingdom
Str. Armeneasca 28/1, office 1, Chisinau MD-2012, Republic of Moldova, Europe
Printed at: see last page
ISBN: 978-620-8-02479-6

Qualidade da alimentação e perturbação de défice de atenção e hiperatividade na infância

Lubna AG Mahmood

Departamento de Dietética e Nutrição; Hamad Medical Corporation
Doha; Estado do Qatar

Autor correspondente :

Lubna AG Mahmood
Dietista clínico em metabolismo pediátrico
Departamento de Dietética e Nutrição
Hamad Medical Corporation
Doha; Estado do Qatar
Correio eletrónico: lmahmoodl@hamad.qa

Índice

Resumo

Compreender o comportamento e as atitudes alimentares durante a infância é muito importante para a saúde das crianças. Os pares, os pais e a publicidade exercem a maior influência social sobre os hábitos alimentares das crianças, que podem ser fortemente influenciados pelo consumo de alimentos processados que contêm aditivos naturais e artificiais, incluindo certos corantes como a eritrosina, a tartrazina, o glutamato monossódico e o benzoato, que são substâncias adicionadas aos alimentos para preservar o sabor ou melhorar a sua aparência e gosto. Os aditivos e corantes alimentares têm sido associados a uma perturbação comportamental conhecida como Perturbação de Hiperatividade e Défice de Atenção (PHDA), uma das perturbações crónicas mais comuns na infância, que afecta cerca de 3% das crianças com idades compreendidas entre os 4 e os 8 anos. Esta perturbação pode estar fortemente ligada a problemas ambientais e familiares, bem como a muitos outros factores de risco modificáveis. Alguns estudos demonstraram que a PHDA pode também estar ligada à exposição a metais pesados e produtos químicos, ao estilo de vida e a factores psicossociais, à exposição pré-natal a substâncias e a factores nutricionais. O comportamento disruptivo, a desatenção, a hiperatividade e a impulsividade são comuns na PHDA; as dificuldades na escola também são comuns. Pode ser difícil definir os sintomas e determinar os níveis normais exactos de hiperatividade, desatenção e impulsividade, bem como os níveis significativos para os quais são necessárias ou devem ser iniciadas intervenções. Apesar de todos os estudos efectuados, a controvérsia sobre os efeitos negativos dos aditivos presentes nos alimentos processados persiste e as pessoas têm de escolher se querem ou não consumir estes produtos de forma segura.

Palavra-chave : PHDA; Aditivos alimentares; Corantes alimentares artificiais; Hiperatividade; Comportamento infantil

Introdução

Um regime alimentar equilibrado é muito importante durante a infância, que é um período de crescimento vigoroso, de aumento da atividade e de desenvolvimento das funções corporais e das capacidades cognitivas sociais. Com o rápido crescimento económico e o aumento dos rendimentos pessoais, e em particular com os avanços nas indústrias de processamento e fabrico de alimentos, a proporção de alimentos processados (por exemplo, snacks e bolos) na dieta das crianças aumentou significativamente [1-2]. Este facto levou também a um aumento da altura das crianças pré-adolescentes.

Recentemente, tem aumentado o interesse pela Perturbação de Hiperatividade e Défice de Atenção (PHDA) na infância. A Perturbação de Hiperatividade e Défice de Atenção (PHDA) é conhecida como uma perturbação psiquiátrica prevalente, uma das perturbações crónicas comuns da infância que afecta aproximadamente 3% das crianças com idades compreendidas entre os 4 e os 8 anos. Caracteriza-se por impulsividade, dificuldades de atenção e hiperatividade. Pode estar associada a dificuldades no funcionamento académico, adaptativo, social e ocupacional [3-4]. A Perturbação de Hiperatividade e Défice de Atenção (PHDA) pode ser considerada um problema psiquiátrico porque existe um problema significativo de atenção que leva as crianças a agir de forma impulsiva, o que é inadequado para a sua idade. Os sintomas aparecem mais frequentemente em idade escolar, podem ser determinados principalmente pelos maus resultados escolares e o diagnóstico de PHDA demora mais de seis meses a ser feito [5]. A Conner Abbreviated Teacher Rating Scale (CATRS) é amplamente utilizada para medir especificamente o comportamento patológico mental em crianças com PHDA [6]. A etiologia da PHDA envolve factores genéticos, alimentares e ambientais. Foi demonstrado que os factores alimentares, como os corantes ou o açúcar simples, aumentam o risco de PHDA.

Nas últimas décadas, a evolução dos estilos de vida em todo o mundo levou a uma maior procura de alimentos com um prazo de validade longo, esteticamente agradáveis, atractivos e fáceis de preparar e consumir. Os aditivos alimentares, em particular os corantes e conservantes artificiais, têm sido associados ao défice de atenção e ao comportamento hiperativo das crianças. Além disso, a avaliação e a gestão das perturbações comportamentais do neurodesenvolvimento (NDD) nas crianças tornaram-se uma parte essencial e significativa dos cuidados pediátricos [7-8].

Compreender os comportamentos e atitudes alimentares na infância é muito importante para a saúde das crianças, e há fortes evidências de que os hábitos alimentares adquiridos na infância persistem na idade adulta [9]. Os pares e os pais são as influências sociais mais importantes nos hábitos alimentares das crianças. Muitos investigadores indicaram que a influência dos pais e dos pares nos hábitos e atitudes alimentares das crianças pode ter um impacto significativo no seu consumo de alimentos transformados que contêm aditivos naturais e artificiais, bem como determinados corantes. Aditivos como a eritrosina, a tartrazina, o glutamato monossódico e o benzoato são substâncias adicionadas aos alimentos para preservar o aroma ou melhorar a aparência e o sabor [10]. Os investigadores descobriram que a presença efectiva dos pais e a ameaça de supervisão parental podem reduzir o consumo de alimentos não nutritivos por parte das crianças. Como resultado, pode assumir-se que as crianças consomem menos alimentos não saudáveis na presença dos seus pais do que na companhia dos seus amigos [11-12]. As preferências alimentares das crianças podem desempenhar um papel importante na decisão se a sua dieta e hábitos alimentares são ou não saudáveis. As preferências alimentares podem desenvolver-se principalmente através de processos de aprendizagem. A maioria das crianças aprende sobre as suas preferências alimentares observando diferentes tipos de alimentos, sendo expostas a uma variedade de alimentos e experimentando as recompensas e consequências de comer esses alimentos [13-14].

No entanto, os corantes adicionados aos produtos alimentares são extremamente importantes, uma vez que podem influenciar a perceção da qualidade e do sabor, particularmente quando os alimentos transformados perdem a sua aparência atractiva devido à modificação enzimática e à temperatura elevada. A legislação federal aprovada pelo Congresso dos EUA exige que todos os aditivos sejam testados antes de serem adicionados aos alimentos, medicamentos ou cosméticos; dos muitos aditivos, cerca de 200 substâncias foram retiradas e, atualmente, apenas cerca de 35 aditivos (ou seja, corantes, conservantes, agentes aromatizantes e edulcorantes) são aprovados pela FDA [15-17]. Apesar de todos os estudos realizados, a controvérsia sobre os efeitos negativos dos aditivos nos alimentos processados persiste e as pessoas têm de escolher se podem ou não consumir estes produtos com segurança.

As dificuldades de aprendizagem, como a PHDA, estão a aumentar e são motivo de preocupação. Algumas crianças que tomam medicamentos estimulantes para tratar a PHDA sofrem efeitos secundários como insónias, perda de apetite, alterações de humor, perda de peso, irritabilidade, perturbações gástricas e dores de cabeça [18]. Muitos pais preocupam-se com os efeitos secundários destes medicamentos. As crianças pré-adolescentes submetidas a tratamento apresentam um atraso no crescimento, bem como um risco acrescido de mau comportamento juvenil e, possivelmente, de abuso de substâncias [19]. Os estudos sugerem que as famílias querem tratamentos com menos efeitos secundários ou remédios, que podem ser considerados mais seguros do que alguns medicamentos. Alguns estudos indicam que as dietas nutricionais estão a tornar-se mais comuns no tratamento de crianças com Perturbação de Hiperatividade e Défice de Atenção (PHDA) [20]. As famílias estão a pedir alternativas saudáveis à medicação. Aprender sobre dietas nutricionais pode ajudar as crianças com PHDA e as suas famílias. Saber mais sobre as dietas beneficiará as salas de aula onde as crianças aprendem.

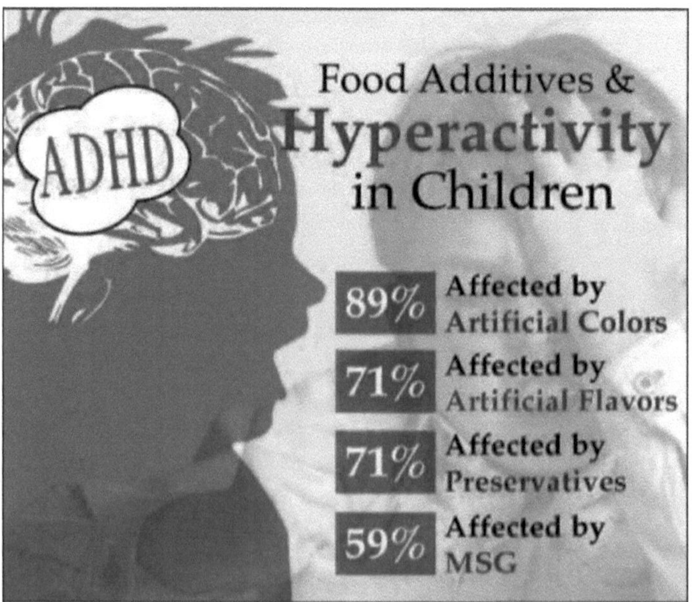

Figura (1): Aditivos alimentares e TDAH [15].

A deficiência de ferro contribui para um comportamento desatento, impulsivo e hiperativo e a deficiência de ferro pode ser responsável por até 30% da gravidade da PHDA [21]. No cérebro, o ferro é convertido em ferritina e, quando os níveis de ferritina ou de ferro são baixos nas crianças, sabe-se que isso afecta o desenvolvimento do sistema nervoso central, conduzindo a atrasos mentais e a problemas de comportamento como a PHDA. Estas descobertas relativas aos baixos níveis de ferro podem ter um impacto importante e imediato no tratamento de crianças que sofrem de TDAH. A segunda área relativa às dietas nutricionais e aos seus efeitos nas crianças com TDAH centra-se na forma como os corantes alimentares artificiais, ou AFC, afectam as crianças com TDAH. A questão do possível papel dos aditivos alimentares, e dos corantes alimentares em particular, é cada vez mais levantada no contexto do comportamento hiperativo das crianças com TDAH. A investigação sugere que a eliminação dos corantes alimentares da dieta pode melhorar o comportamento de algumas crianças com TDAH [22]. A terceira área das dietas nutricionais centra-se na eliminação ou modificação de certos alimentos e na adição de nutrientes diários à dieta da criança. Dietas cuidadosamente supervisionadas em crianças com TDAH podem resultar em mudanças comportamentais substanciais [23]. Num estudo robusto que investigou se uma dieta de eliminação pode reduzir os sintomas de TDAH, as crianças com TDAH foram colocadas numa dieta de eliminação e também monitorizadas na sua dieta habitual durante quinze dias. Em conclusão, a dieta de eliminação resultou numa redução estatisticamente significativa dos sintomas em crianças pequenas com TDAH [24]. É possível que as dietas possam ser uma alternativa à medicação no tratamento da PHDA. Alguns investigadores sugerem que modificar a dieta de uma criança pode ser uma opção melhor do que a medicação [25].

Capítulo 1

Compreender os comportamentos e atitudes alimentares na infância é muito importante para a saúde das crianças, e há muitas provas que sugerem que os hábitos alimentares adquiridos na infância persistem na idade adulta. Foram avançadas muitas explicações para as causas dos maus hábitos alimentares das crianças. Entre elas, a falta de conhecimento e a influência de muitos factores, incluindo os pais, os pares e a publicidade, foram identificados como as principais causas [26]. Os pares e os pais exercem a influência social mais importante nos hábitos alimentares das crianças, embora muitos investigadores estudem a influência dos pais e dos pares, respetivamente, nos hábitos e atitudes alimentares das crianças [27].

1. a. Influência dos pais no comportamento alimentar

Por definição, ser pai ou mãe significa cuidar e alimentar os filhos. Subsequentemente, as práticas alimentares das crianças evoluíram como respostas parentais às ameaças ambientais ao bem-estar das crianças [28]. Durante a maior parte da história da humanidade, as principais ameaças à saúde das crianças foram a escassez de alimentos e as doenças infecciosas. As práticas alimentares desenvolvidas para lidar com estas ameaças têm sido transmitidas de geração em geração e tornaram-se práticas tradicionais que os pais utilizam habitualmente sem questionar. No entanto, no contexto atual, temos de nos perguntar se estas práticas alimentares infantis, desenvolvidas para lidar com as ameaças colocadas pela escassez de alimentos e pelas doenças infecciosas, são eficazes para lidar com as actuais ameaças à saúde das crianças colocadas pelo excesso de comida, pela obesidade e pelas co-morbilidades associadas. A resposta simples a esta pergunta é "não".

Em geral, o controlo parental das práticas alimentares, em particular as práticas restritivas, tende a estar associado a excessos alimentares e a uma pior autorregulação da ingestão de energia em crianças em idade pré-escolar [29]. A forma como o comportamento alimentar é afetado depende da natureza da diretiva. Por exemplo, a utilização de alimentos para recompensar o bom comportamento aumenta as preferências dos pré-escolares por esses alimentos, e como os alimentos doces e saborosos são frequentemente utilizados como recompensa, esta prática pode ter a consequência não intencional de encorajar as preferências das crianças por alimentos saborosos e densos em energia, que muitas vezes não são saudáveis. Os pais também podem recompensar as crianças por comerem alimentos saudáveis, na esperança de aumentar o seu consumo de alimentos como os vegetais, mas a investigação tem demonstrado que esta prática pode, de facto, levar a que as crianças não gostem e evitem estes alimentos [30].

Como fonte primária de socialização, os pais podem influenciar o comportamento alimentar dos seus filhos. As refeições em família podem ser a melhor oportunidade para os pais disponibilizarem certos alimentos, modelarem e implementarem certas práticas alimentares e reforçarem diferentes hábitos alimentares. Podem também encorajar os seus filhos a comer alimentos mais saudáveis e a reduzir o consumo de alimentos com baixo valor nutricional [28-30]. Os investigadores descobriram que a presença efectiva dos pais e a ameaça do controlo parental podem reduzir o consumo de alimentos não nutritivos por parte das crianças. Consequentemente, pode colocar-se a hipótese de que as crianças consomem menos alimentos não saudáveis na presença dos pais do que na companhia dos amigos [29].

Os pais influenciam fortemente as primeiras experiências da criança em relação à comida e ao ato de comer, através dos genes e do ambiente. Os hábitos alimentares das crianças são desenvolvidos nas primeiras interações sociais em torno da comida. Como jovens omnívoros, estão prontos para aprender a comer os alimentos da dieta adulta da sua cultura, e a sua capacidade de aprender a aceitar uma vasta gama de alimentos é notável, especialmente tendo em conta a diversidade de dietas em diferentes grupos culturais. Várias décadas de investigação laboratorial e não laboratorial revelaram que, tal como noutras áreas do desenvolvimento infantil, os prestadores de cuidados actuam como poderosos agentes de socialização [30]. Os pais selecionam os alimentos para a dieta familiar, servem de modelos alimentares que as crianças aprendem a imitar e utilizam práticas alimentares para encorajar o desenvolvimento de padrões e comportamentos alimentares culturalmente adequados nas crianças.

Foram avançadas muitas explicações para o facto de as crianças comerem o que comem. A falta de conhecimento tem sido responsabilizada pelos maus hábitos alimentares, mas esta não é uma explicação suficiente, uma vez que as campanhas de educação para a saúde têm tido um sucesso limitado na mudança de hábitos alimentares. Outras investigações têm-se centrado em modelos de cognição social, mas a maioria dos estudos que utilizam esta abordagem têm-se centrado em adultos e não em crianças, e aqueles que se debruçaram sobre as dietas das crianças deixaram grande parte da variação do comportamento alimentar por explicar [30].

Outra abordagem à alimentação das crianças centra-se nas teorias do desenvolvimento e salienta a influência da família e dos amigos no desenvolvimento das preferências e hábitos alimentares das crianças. De acordo com a aprendizagem social

No âmbito da teoria da aprendizagem pelos pares [por exemplo, Bandura (1977)], alguns estudos salientaram o papel da aprendizagem observacional e da modelação. Num estudo, a modelação pelos pares foi utilizada para modificar a preferência das crianças pelos legumes [31]. Durante quatro dias consecutivos, as crianças-alvo foram colocadas à hora do almoço ao lado de outras crianças que preferiam um legume diferente do seu (ervilhas versus cenouras). No final do estudo, as crianças mostraram uma mudança na sua preferência por legumes, que se manteve numa avaliação de acompanhamento várias semanas mais tarde. O impacto da aprendizagem observacional também foi demonstrado num estudo de intervenção destinado a alterar o comportamento alimentar das crianças, utilizando um modelo de pares baseado em vídeo [32].

Restringir o acesso das crianças a alimentos "proibidos" também tem um efeito paradoxal sobre as preferências alimentares e a ingestão de energia. A investigação mostra que colocar um alimento favorito à vista, mas fora do alcance, reduz a capacidade da criança em exercer auto-controlo para o obter [33]. Consequentemente, quando a restrição é levantada e os alimentos "proibidos" estão presentes, as crianças têm frequentemente dificuldade em controlar a quantidade de alimentos consumidos, levando-as a comer em excesso e a comer na ausência de fome. Por exemplo, Fisher e Birch estudaram os efeitos de restringir o acesso físico de crianças de três a cinco anos a alimentos (por exemplo, bolachas de maçã ou pêssego) no seu ambiente. Cada criança foi observada dez vezes durante um período de cinco semanas.

Durante o procedimento de acesso restrito, as crianças tiveram livre acesso a um alimento de controlo durante os vinte minutos do procedimento. Em contrapartida, o alimento sujeito a restrições foi colocado num grande frasco transparente no centro da mesa. Após dez minutos, as crianças tiveram acesso ao alimento restrito durante dois minutos e depois retiraram-no da mesa. Os resultados mostraram que o alimento restrito suscitava mais comentários positivos, mais pedidos e que, quando era disponibilizado, as crianças tomavam porções maiores e comiam mais, em comparação com o alimento de controlo de acesso livre [34]. Estes resultados indicam que a restrição do acesso a alimentos palatáveis pode ser contraproducente, na medida em que pode incentivar o seu consumo. A investigação em modelos animais mostrou um resultado semelhante quando o acesso a uma fonte alimentar preferida foi dado diariamente a alguns ratos e alternadamente a outros [35]. Para além disso, a investigação longitudinal mostra que, pelo menos nas famílias brancas de classe média com filhas, o uso de práticas alimentares restritivas por parte da mãe prediz uma alimentação desinibida e um maior aumento de peso [36-37].

1. b. Colegas e amigos

Recentemente, tem havido um interesse crescente no efeito dos pares e amigos no comportamento e atitudes alimentares das crianças. Os pares podem ter mais influência durante a infância do que em qualquer outra altura, uma vez que parecem exercer uma influência mais forte do que as normas parentais. De um modo geral, a qualidade da alimentação durante a infância é frequentemente má. Muitos investigadores têm-se debruçado sobre as razões deste facto. Alguns estudos centraram-se na modelação, o que indica que as crianças podem modelar as atitudes e comportamentos alimentares dos seus pares, bem como a insatisfação corporal [38].

Uma percentagem mais elevada do que nunca de mães está a entrar ou a regressar ao mercado de trabalho e, consequentemente, as crianças pequenas são regularmente alimentadas por outra pessoa. As estruturas de acolhimento de crianças deveriam fornecer uma dieta adequada para cobrir metade ou dois terços das necessidades diárias de energia e nutrientes das crianças. No entanto, a avaliação dos consumos efectivos nas creches dos Estados Unidos revela que as crianças não consomem frequentemente as doses recomendadas de energia, ferro, zinco e magnésio [39]. Além disso, um estudo recente que comparou os consumos alimentares de crianças americanas que frequentam creches com as recomendações da pirâmide alimentar revelou que apenas 5% das crianças de 4 anos e 25% das crianças de 5 anos satisfaziam dois terços das suas necessidades energéticas estimadas, e que o seu consumo de cereais, legumes e produtos lácteos era inadequado. Estes resultados indicam que existe uma enorme oportunidade para melhorar o papel das creches como locais onde as crianças aprendem a aceitar e a consumir alimentos saudáveis [40].

De igual modo, o ambiente escolar também pode ajudar a ensinar às crianças padrões e comportamentos alimentares. Quase 50% das crianças americanas em idade escolar participam no National School Lunch Program (NSLP), que exige que as refeições servidas estejam em conformidade com as Diretrizes Dietéticas para os Americanos e satisfaçam as DDR de proteínas, vitamina A, vitamina C, ferro, cálcio e calorias. No entanto, os consumos medidos pelos alunos no âmbito do NSLP não correspondem frequentemente aos consumos recomendados de energia, vitamina A e ferro. Além disso, as escolas também dão acesso a fontes alimentares concorrentes (como as máquinas de venda automática), o que pode contribuir para uma má qualidade da alimentação, dependendo da natureza dos alimentos vendidos [41].

Muitas intervenções nas escolas têm tentado mudar o comportamento alimentar, a dieta, os conhecimentos nutricionais e os hábitos de visionamento de televisão das crianças. Uma análise recente dos progressos realizados desde a publicação do relatório de 2004 do Instituto de Medicina sobre os progressos na prevenção da obesidade infantil através de iniciativas de prevenção da obesidade nas escolas nos EUA concluiu que muitas das intervenções actuais se centram na melhoria da qualidade nutricional e do tamanho das porções de alimentos e bebidas disponíveis nas escolas.48 No entanto, este relatório salientou duas grandes limitações a estes esforços: (1) é difícil comparar a eficácia das diferentes intervenções porque as escolas variam consideravelmente em termos de recursos, empenho na melhoria e esforços para avaliar as intervenções; e (2) não é dada atenção suficiente à melhoria dos ambientes pré-escolares e de cuidados infantis [42].

Apesar destas limitações, várias revisões recentes que resumem a eficácia das intervenções nutricionais nas escolas mostram que tem havido algum sucesso na mudança de comportamentos alimentares, mas menos sucesso na mudança de indicadores de obesidade. Deve-se notar que a maioria destas intervenções durou apenas 3 a 6 meses; os poucos estudos que relatam dados de acompanhamento a longo prazo mostram que as mudanças no comportamento alimentar e no estado do peso são menos pronunciadas em períodos mais longos [43]. Além disso, um estudo sobre a eficácia dos programas escolares canadianos concluiu que as taxas de excesso de peso eram significativamente mais baixas entre os alunos que participavam no Projeto de Promoção da Saúde das Escolas do Vale de Annapolis do que entre os alunos das escolas sem um programa de nutrição. No entanto, as taxas de excesso de peso não diferiam entre os alunos das escolas que ofereciam ementas saudáveis e os alunos das escolas sem programa [44]. Por conseguinte, é necessário continuar a trabalhar para melhorar a eficácia das intervenções escolares atualmente disponíveis.

1. c. Meios de comunicação e publicidade

As preferências alimentares das crianças podem desempenhar um papel importante na decisão se a sua dieta e hábitos alimentares são ou não saudáveis. As preferências alimentares podem desenvolver-se principalmente através de processos de aprendizagem. A maioria das crianças aprende sobre as suas preferências alimentares observando diferentes tipos de alimentos, sendo expostas a uma variedade de alimentos e experimentando as recompensas e consequências de comer esses alimentos [8]. As crianças aprendem sobre o seu mundo social de forma indireta e desenvolvem os seus hábitos alimentares, preferências e atitudes através da observação dos meios de comunicação social. Ao verem os anúncios publicitários, as crianças aprendem que os alimentos não saudáveis que contêm muitos aditivos e ingredientes artificiais são excelentes e que comê-los é extremamente gratificante [9]. O problema é que a maioria dos alimentos fortemente publicitados na televisão não são saudáveis e 98% dos alimentos publicitados têm um baixo valor nutricional. Em média, as crianças nos Estados Unidos vêem cerca de 15 anúncios de alimentos na TV por dia, ou quase 5.500 mensagens por ano, promovendo produtos alimentares totalmente não saudáveis. As referências a alimentos não saudáveis também aparecem nos programas de televisão, sendo os temas mais comuns nos anúncios alimentares televisivos dirigidos às crianças a diversão, a felicidade, o bom gosto e o ser "fixe" [10].

Vários estudos examinaram a investigação sobre a publicidade dirigida às crianças e concluíram que a publicidade alimentar leva a uma maior preferência e compra dos produtos publicitados. Além disso, como os estudos correlacionais e quase experimentais demonstraram, um maior consumo dos meios de comunicação social prediz frequentemente uma alimentação não saudável e um maior peso corporal nas crianças. Alguns estudos também examinaram os efeitos da publicidade alimentar no comportamento alimentar real, geralmente avaliado pelas escolhas alimentares após a exposição à publicidade. Um estudo com elevada validade ecológica expôs as crianças de um campo de férias a um desenho animado diário com publicidade a doces ou fruta, anúncios de serviço público ou nenhuma publicidade. Durante um período de duas semanas, as crianças que viram os anúncios de doces tinham menos probabilidades de escolher fruta e sumo de laranja como lanches do que as outras crianças [45].

As despesas de publicidade em produtos alimentares americanos totalizaram 7,3 mil milhões de dólares em 1999. Em 1997, as despesas de publicidade dos EUA em produtos alimentares individuais foram as seguintes: cereais de pequeno-almoço - 792 milhões de dólares; doces e pastilhas elásticas - 765 milhões de dólares; refrigerantes - 549 milhões de dólares; e aperitivos - 330 milhões de dólares. A despesa total em produtos de confeitaria e snacks ascendeu a mil milhões de dólares. Em contrapartida, no mesmo ano, o Departamento de Agricultura dos EUA gastou 333 milhões de dólares em educação nutricional, avaliação e demonstrações. Os orçamentos de publicidade para marcas específicas de alimentos, bebidas e fast food também são reveladores. Não se sabe exatamente quanto dinheiro é gasto em publicidade alimentar dirigida especificamente às crianças e aos adolescentes, mas existem estimativas para toda a publicidade dirigida aos jovens nos Estados Unidos [46]. Estima-se que mais de mil milhões de dólares são gastos em publicidade nos meios de comunicação dirigida às crianças, principalmente na televisão. Além disso, mais de 4,5 mil milhões de dólares são gastos em promoções dirigidas aos jovens, como prémios, amostras, cupões, concursos e sorteios. Cerca de 2 mil milhões de dólares são gastos em relações públicas dirigidas aos jovens, tais como publicidade na rádio e na imprensa, marketing de eventos e relações escolares. Além disso, cerca de 3 mil milhões de dólares são gastos em embalagens especialmente concebidas para as crianças [47].

O marketing intensivo dirigido aos jovens, em particular às crianças, parece ser largamente motivado pelo desejo de desenvolver e construir a consciência/reconhecimento da marca, a preferência e a lealdade à marca. Os profissionais de marketing acreditam que a preferência pela marca começa antes do comportamento de compra. A preferência pela marca entre as crianças parece estar ligada a dois factores principais: 1) as experiências positivas das crianças com uma marca e 2) o apreço dos pais por essa marca. É por esta razão que os profissionais de marketing estão a redobrar os seus esforços para desenvolver relações com os jovens consumidores desde uma idade precoce. Os profissionais de marketing sabem que os bebés e as crianças em idade pré-escolar têm uma influência considerável sobre as compras e podem negociá-las com êxito através daquilo a que os profissionais de marketing chamam o "fator de incómodo" ou "poder de incómodo" [48]. O primeiro pedido de um produto por parte de uma criança ocorre por volta dos 24 meses de idade e, em 75% dos casos, este pedido tem lugar num supermercado.

O pedido mais frequente na loja é o de cereais para pequeno-almoço (47%), seguido de snacks e bebidas (30%) e brinquedos (21%). Os pedidos estão frequentemente relacionados com o produto de marca. Isler et al. examinaram o local, o tipo e a frequência dos produtos que as crianças com idades compreendidas entre os 3 e os 11 anos pediram às suas mães durante um período de 30 dias. Os alimentos representaram mais de metade (54%) do total dos pedidos das crianças e incluíram snacks/sobremesas (24%), doces (17%), cereais (7%), fast food (4%) e fruta e legumes (3%). Quase dois terços (65%) de todos os pedidos de cereais foram de cereais pré-açucarados. As crianças em idade pré-escolar fizeram mais pedidos do que as crianças mais velhas do ensino primário [49]. Os pais satisfizeram os pedidos de alimentos das crianças em cerca de 50% dos casos, refrigerantes (60%), bolachas (50%) e rebuçados (45%). Estes resultados mostram que os anunciantes de produtos alimentares gastam somas consideráveis para visar as crianças, com o objetivo de criar lealdade à marca e persuadi-las a querer um determinado produto alimentar, desde uma idade precoce [50].

Capítulo 2

2. a. Perturbação de défice de atenção e hiperatividade

1) O que é a PHDA?

A Perturbação de Hiperatividade e Défice de Atenção (PHDA) é uma perturbação psiquiátrica prevalente e uma das perturbações crónicas mais comuns da infância, afectando cerca de 3% das crianças com idades compreendidas entre os 4 e os 8 anos. Caracteriza-se por impulsividade, dificuldades de atenção e hiperatividade. Pode estar associada a dificuldades no funcionamento académico, adaptativo, social e profissional [11]. Além disso, a perturbação pode estar fortemente ligada a problemas ambientais e familiares, bem como a muitos outros factores de risco modificáveis. Alguns estudos mostraram que a PHDA pode também estar ligada à exposição a metais pesados e produtos químicos, ao estilo de vida e a factores psicossociais, à exposição pré-natal a substâncias e a factores nutricionais [12]. A Perturbação de Hiperatividade e Défice de Atenção (PHDA) pode ser considerada um tipo de problema psiquiátrico, na medida em que existe um problema significativo de atenção que leva as crianças a agir de forma impulsiva, o que é inadequado para a sua idade. Os sintomas aparecem principalmente em idade escolar e podem ser determinados por maus resultados escolares. O diagnóstico de PHDA demora mais de seis meses [13].

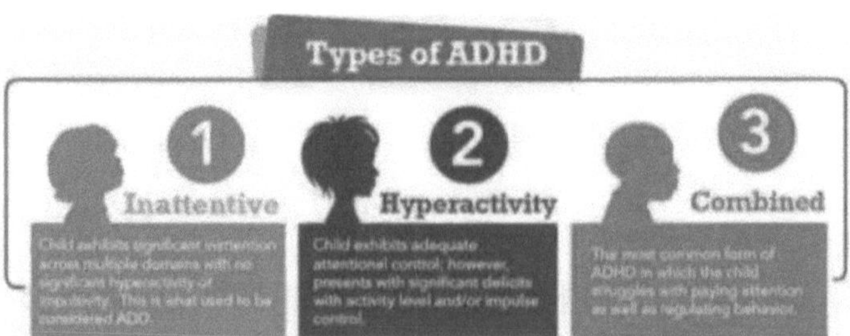

Figura (2): Tipos de PHDA [11].

2) Sinais e sintomas da PHDA

O comportamento perturbador, a desatenção, a hiperatividade e a impulsividade são comuns na PHDA; as dificuldades na escola também são comuns. Pode ser difícil definir os sintomas e determinar os níveis normais exactos de hiperatividade, desatenção e impulsividade, bem como os níveis significativos a partir dos quais as intervenções são necessárias ou devem começar [14]. Com base nos sintomas apresentados, a PHDA pode ser classificada em três subtipos: predominantemente hiperativo-impulsivo, predominantemente desatento, ou uma combinação dos dois tipos em que os critérios para ambos os tipos se sobrepõem. As crianças que sofrem de desatenção podem apresentar os seguintes sintomas: dificuldade em concentrar-se numa tarefa, não ouvir quando se fala com elas, dificuldade em seguir instruções, sonhar acordado, confusão fácil, movimentos lentos, dificuldade em completar ou entregar os trabalhos de casa, perda de objectos (lápis, brinquedos, trabalhos de casa, etc.), etc., lápis, brinquedos, etc., etc.), aborrecimento com uma tarefa após apenas alguns minutos, dificuldade em processar a informação de forma tão rápida e precisa como os outros, distração fácil, perda de pormenores, esquecimento de coisas e mudança frequente de uma atividade para outra, bem como dificuldade em concentrar a sua atenção na organização e conclusão de uma tarefa ou na aprendizagem de algo novo [15].

Outras crianças com hiperatividade podem apresentar sintomas diferentes: contorcer-se nos seus lugares, estar constantemente em movimento, falar incessantemente, ter dificuldade em realizar tarefas ou actividades calmas [16]. Por outro lado, as crianças com PHDA com sintomas de impulsividade podem desenvolver uma atitude muito impaciente, ter dificuldade em esperar pelo que querem ou em aguardar a sua vez nos jogos, interromper frequentemente as conversas ou actividades de outras pessoas e fazer comentários inapropriados, mostrar as suas emoções sem contenção e agir sem se preocupar com as consequências [17]. Em geral, as crianças com TDAH têm dificuldade em desenvolver competências sociais, incluindo a interação social e a formação e manutenção de amizades. De facto, as crianças com PHDA têm défices de atenção que podem levar a dificuldades no processamento da linguagem verbal e não verbal e afetar negativamente a sua interação social, por exemplo, ao não perceberem as pistas sociais e ao afastarem-se da conversa [18].

A parte mais difícil seria gerir a sua raiva, que é tão comum nas crianças com TDAH, pois podem ter um mau desempenho escolar e uma caligrafia deficiente, o que atrasa o desenvolvimento motor, a linguagem e a fala. Embora as crianças com PHDA tenham deficiências significativas, muitas ainda conseguem prestar atenção e ter um bom desempenho, mas apenas em tarefas específicas que consideram interessantes [19].

Symptoms of ADHD

Symptom	How a child with this symptom may behave
Inattention	Often has a hard time paying attention, daydreams
	Often does not seem to listen
	Is easily distracted from work or play
	Often does not seem to care about details, makes careless mistakes
	Frequently does not follow through on instructions or finish tasks
	Is disorganized
	Frequently loses a lot of important things
	Often forgets things
	Frequently avoids doing things that require ongoing mental effort
Hyperactivity	Is in constant motion, as if "driven by a motor"
	Cannot stay seated
	Frequently squirms and fidgets
	Talks too much
	Often runs, jumps, and climbs when this is not permitted
	Cannot play quiety
Impulsivity	Frequently acts and speaks without thinking
	May run into the street without looking for traffic first
	Frequently has trouble taking turns
	Cannot wait for things
	Often calls out answers before the question is complete
	Frequently interrupts others

Figura (3): Sintomas detalhados da PHDA [12].

3) Perturbações associadas à PHDA

As crianças com PHDA podem sofrer de outras perturbações ao mesmo tempo, incluindo as seguintes perturbações e condições habitualmente associadas: As dificuldades de aprendizagem, que foram detectadas em 20-30% das crianças com PHDA, podem levar a dificuldades de fala e de linguagem, bem como a dificuldades na escola. A PHDA não é considerada uma dificuldade de aprendizagem, mas pode ter um impacto significativo no desempenho académico das crianças [20]. A perturbação primária da vigilância pode ser vista como outra perturbação associada que se caracteriza por uma falta de concentração e atenção com dificuldades em permanecer acordado. A maioria das crianças tende a inquietar-se, a esticar-se e a parecer hiperactiva para se manter ativa e alerta. A síndrome das pernas inquietas é também mais comum em pessoas com PHDA e ocorre frequentemente como resultado de anemia por deficiência de ferro. Embora esta condição possa fazer parte da PHDA, requer uma avaliação cuidadosa para a diferenciar [21].

O distúrbio de conduta (CD) e o distúrbio desafiador de oposição (ODD) são perturbações comuns que ocorrem na PHDA em cerca de 20% e 50%, respetivamente. Ambas se caracterizam por comportamentos anti-sociais como a agressão, o engano, a teimosia, o roubo, a mentira e as birras frequentes [22]. Perturbações da ansiedade e do humor: as crianças diagnosticadas com TDAH são mais susceptíveis de sofrer alterações significativas do humor e mesmo depressão. Além disso, as perturbações do sono também podem ser resultado da PHDA ou um efeito secundário da medicação utilizada para tratar a PHDA. As crianças com PHDA têm frequentemente um sono profundo e uma dificuldade significativa em levantar-se de manhã [23].

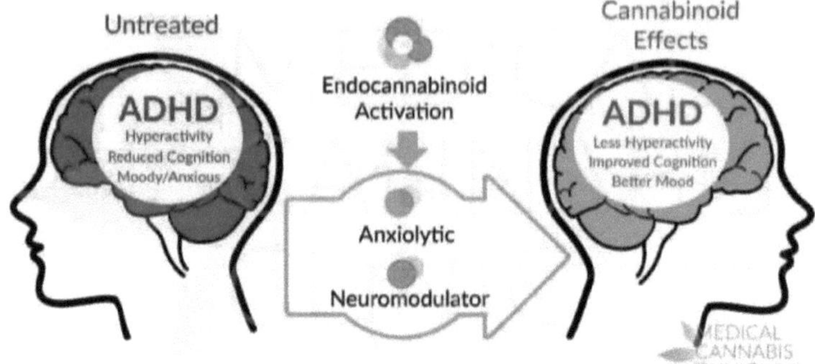

Figura (4): Clínica de base comunitária para a PHDA [13].

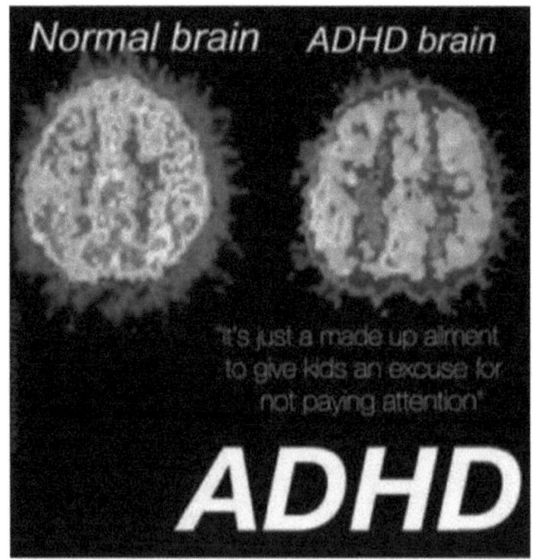

Figura (5): TDAH vs. cérebro normal [14].

Capítulo 3

3. a Estado nutricional das crianças com PHDA

Embora a dieta e os suplementos dietéticos na Perturbação de Hiperatividade e Défice de Atenção (PHDA) tenham sido e continuem a ser uma explicação popular para a perturbação que gerou uma grande quantidade de investigação, existe pouca investigação empírica que caracterize a ingestão alimentar e os nutrientes no soro. Existem poucos estudos empíricos que caracterizem tanto a ingestão alimentar como os nutrientes no soro. As crianças com TDAH podem correr o risco de sofrer de uma série de carências nutricionais devido às exigências de atenção que implica o facto de estarem sentadas durante uma refeição para obterem níveis adequados de ingestão de nutrientes, bem como aos efeitos supressores do apetite dos medicamentos utilizados no tratamento [51].

Atualmente, existem apenas quatro estudos que avaliam a ingestão alimentar no TDAH: um estudo de crianças em idade pré-escolar com TDAH, dois estudos estrangeiros que avaliam a ingestão alimentar em crianças em idade escolar em Taiwan e na Polónia e um estudo que avalia a ingestão alimentar nos EUA. As limitações metodológicas do primeiro estudo incluem a utilização de instrumentos de avaliação do regime alimentar que não foram validados para uso pediátrico e a comparação de dados agrupados sobre o consumo alimentar de crianças com DDAH com avaliadores de necessidades alimentares individuais, em vez de avaliadores de necessidades alimentares de grupo [52]. Existem atualmente provas que sugerem que a PHDA pode estar associada a um baixo nível de micronutrientes, em especial zinco e ferro. Esta descoberta tem um interesse considerável, dado que o ferro e o zinco, bem como o cobre, são cofactores essenciais na produção de dopamina e norepinefrina, dois neurotransmissores que desempenham um papel fundamental na etiologia da PHDA [53].

Pensa-se que uma nutrição inadequada e/ou uma dieta desequilibrada desde a fase fetal podem desencadear hiperatividade e comportamentos indesejáveis nas crianças. O desenvolvimento deficiente do sistema nervoso central resultante de uma desnutrição precoce grave tem sido apontado como um dos factores etiológicos do desenvolvimento da PHDA [54]. No presente estudo, verificámos que o pequeno-almoço foi a refeição mais frequentemente omitida em ambos os grupos, o que constitui um indicador de nutrição insuficiente e desequilibrada (PHDA: 60,8%; saudável: 65,8%). No grupo TDAH, 31,6% das crianças afirmaram saltar refeições simplesmente porque não lhes apetecia comer. É também possível que o facto de saltarem refeições resulte de uma diminuição do sentido do paladar e do efeito inibidor do apetite dos medicamentos utilizados no tratamento da PHDA. Outra razão para saltar refeições é que as crianças com TDAH podem ter uma atitude contenciosa e recalcitrante para com os pais e uma relutância em procurar comida até estarem esfomeadas. Por outro lado, a frequência de saltar refeições é também mais elevada nos controlos saudáveis, o que indica que as crianças desta idade têm um comportamento alimentar pouco saudável e desequilibrado [55]. Vários estudos examinaram a correlação entre a ingestão de energia e a PHDA. Um estudo com crianças dos 6 aos 15 anos mostrou que não havia diferenças significativas na ingestão total de energia entre crianças saudáveis e crianças com PHDA.

Outro estudo relatou um menor consumo de energia em crianças com TDAH (com idades entre os seis e os oito anos). Em consonância com esta constatação, o nosso estudo verificou que o consumo diário de energia era inferior nas crianças com PHDA. Contrariamente aos estudos que sugerem uma correlação positiva entre o consumo de energia e o comportamento hiperativo, as crianças com PHDA incluídas no nosso estudo apresentavam níveis significativamente mais baixos de consumo diário de energia. Os efeitos secundários altamente redutores do apetite dos fármacos utilizados no tratamento desta perturbação podem ser considerados como um fator que contribui para este menor consumo de energia. Por outro lado, a hiperatividade pode afetar os comportamentos alimentares saudáveis, uma vez que está excessivamente presente nas crianças em idade escolar com PHDA [56].

As diretrizes dietéticas para a Turquia, por exemplo, recomendam que as crianças consumam 500-600 ml de leite e produtos lácteos por dia. Verificou-se que o pequeno-almoço era a refeição mais frequentemente omitida em ambos os grupos, o que constitui um indicador de uma dieta insuficiente e desequilibrada. Além disso, os rapazes com TDAH consumiam significativamente menos leite e produtos lácteos, e apenas 57,0% da dose diária necessária. Consequentemente, o nível de cumprimento das recomendações dietéticas de cálcio nestas crianças estava abaixo do limiar necessário para satisfazer as necessidades de cálcio do organismo. Da mesma forma, um outro estudo mostrou que uma grande percentagem de adolescentes (47,0%) consumia menos do que a quantidade recomendada de produtos lácteos (leite-iogurte), o que estava muito abaixo do limiar de ingestão de cálcio necessário. Recomenda-se que as crianças em idade escolar comam pelo menos 450-500g de fruta e legumes frescos por dia [57].

A fibra alimentar é uma parte importante de uma dieta saudável. Um estudo mostrou que a ingestão de fibras alimentares era significativamente mais elevada em crianças saudáveis do que em crianças com PHDA. Outro estudo mostrou que a ingestão diária global de fibras era inadequada em todas as crianças, mas muito inferior nas crianças com PHDA. Para aumentar a ingestão de fibras alimentares das crianças, deve ser incentivado o consumo de leguminosas e de produtos integrais [58].

Foi sugerido que existe uma relação entre o consumo de alimentos açucarados refinados e a capacidade de atenção e o comportamento. Um estudo realizado com 375 crianças em idade escolar no Irão revelou que as crianças com TDAH consumiam mais fast food e alimentos açucarados. Outro estudo semelhante, que analisou os hábitos alimentares e o TDAH em adolescentes, revelou que uma pontuação elevada no "padrão alimentar ocidental", pobre em folato, fibras e n-3 PUFAs, mas rica em açúcar refinado, sódio, gordura saturada e gordura total, estava associada a um diagnóstico de TDAH. A quantidade de gordura ingerida na alimentação também foi associada à PHDA. Alguns estudos associaram não só a quantidade de gordura alimentar, mas também a composição dos ácidos gordos à PHDA [59-60].

A investigação sugere que o risco de excesso de peso é maior nas crianças com TDAH do que nas crianças saudáveis, e que factores como o sexo, a idade, a medicação e a exposição à televisão podem influenciar esta situação. Factores como o sexo, a idade, o tratamento medicamentoso e a exposição à televisão podem influenciar esta situação. Sugere-se, portanto, que a menor ingestão energética e nutricional das crianças com TDAH pode ser uma das razões. Outra razão poderá ser o facto de o gasto energético ser muito mais elevado devido à natureza hiperactiva da PHDA e de a ingestão energética ser insuficiente neste grupo etário. Os resultados antropométricos mais baixos em crianças com PHDA podem indicar que a perturbação ou o tratamento medicamentoso podem ter um impacto negativo no crescimento e desenvolvimento das crianças [61-62].

Capítulo 4

Capítulo 4:

4. a Aditivos alimentares e PHDA

1) Visão geral dos aditivos

As substâncias adicionadas aos alimentos para preservar ou melhorar a sua segurança, frescura, sabor, textura ou aparência são conhecidas como aditivos alimentares. Alguns aditivos alimentares são utilizados há séculos para a conservação, como o sal (em carnes como o bacon ou o peixe seco), o açúcar (na marmelada) ou o dióxido de enxofre (no vinho). Muitos aditivos alimentares foram desenvolvidos ao longo do tempo para satisfazer as necessidades da produção alimentar, uma vez que a produção alimentar em grande escala é muito diferente da produção doméstica em pequena escala. Os aditivos são necessários para garantir que os alimentos transformados permaneçam seguros e em boas condições durante todo o seu percurso desde as fábricas ou cozinhas industriais, durante o transporte para os armazéns e lojas e, finalmente, para os consumidores [60-63].

A utilização de aditivos alimentares só se justifica se corresponder a uma necessidade tecnológica, não induzir os consumidores em erro e cumprir uma função tecnológica bem definida, como a preservação da qualidade nutricional dos alimentos ou a melhoria da sua estabilidade. Os aditivos alimentares podem ser derivados de plantas, animais ou minerais, ou podem ser sintéticos. São intencionalmente adicionados aos géneros alimentícios para desempenharem determinadas funções tecnológicas que os consumidores tomam frequentemente por garantidas. Existem vários milhares de aditivos alimentares, todos concebidos para tornar os alimentos mais seguros ou mais atractivos. A OMS, em colaboração com a FAO, classifica os aditivos alimentares em três grandes categorias, de acordo com a sua função [64].

Os aditivos alimentares são substâncias adicionadas aos alimentos para preservar o seu aroma ou melhorar o seu aspeto e sabor. Os aditivos são utilizados há séculos, quer sejam de origem artificial ou natural [63]. Os corantes alimentares são corantes, pigmentos ou substâncias que dão cor quando adicionados aos alimentos ou às bebidas. Apresentam-se sob várias formas: pós, líquidos, pastas e géis. Os corantes alimentares são geralmente utilizados na cozinha doméstica e na produção comercial de alimentos. Devido à sua segurança e disponibilidade geral, são também utilizados numa variedade de aplicações não alimentares, incluindo projectos de artesanato, cosméticos, dispositivos médicos e produtos farmacêuticos [64]. Em geral, estas substâncias variam entre aditivos alimentares naturais e artificiais (ou seja, corantes, conservantes, intensificadores de sabor e edulcorantes) [65].

A OMS, em cooperação com a Organização das Nações Unidas para a Alimentação e a Agricultura (FAO), é responsável pela avaliação dos riscos dos aditivos alimentares para a saúde humana. A avaliação do risco dos aditivos alimentares é realizada por um grupo de peritos científicos internacionais independentes, o Comité Misto FAO/OMS de Peritos em Aditivos Alimentares (JECFA). Só podem ser utilizados aditivos alimentares que tenham sido submetidos a uma avaliação de segurança pelo JECFA e que não apresentem um risco apreciável para a saúde do consumidor. Esta regra aplica-se tanto aos aditivos alimentares naturais como aos sintéticos. As autoridades nacionais, com base na avaliação do JECFA ou numa avaliação nacional, podem então autorizar a utilização de aditivos alimentares em níveis especificados para géneros alimentícios específicos [66].

A Comissão do Codex Alimentarius também estabelece normas e diretrizes para a rotulagem dos alimentos. Estas normas são aplicadas na maioria dos países, e os fabricantes de alimentos são obrigados a indicar quais os aditivos presentes nos seus produtos. Na União Europeia, por exemplo, a legislação regula a rotulagem dos aditivos alimentares de acordo com uma série de "números E" pré-definidos. As pessoas alérgicas ou sensíveis a determinados aditivos alimentares devem verificar cuidadosamente os rótulos. A OMS encoraja as autoridades nacionais a monitorizar e garantir que os aditivos alimentares nos alimentos e bebidas produzidos no seu país cumprem as utilizações, condições e legislação autorizadas. As autoridades nacionais devem supervisionar as empresas do sector alimentar, que são as principais responsáveis pela utilização segura de um aditivo alimentar e pela sua conformidade com a legislação [67].

2) Relação entre aditivos alimentares e TDAH

O efeito dos corantes alimentares artificiais (AFCs) no comportamento das crianças tem sido estudado há mais de 35 anos, com uma acumulação de evidências de estudos imperfeitos. Este artigo resume a história deste tópico controverso e as evidências apresentadas em 2011 ao Comité Consultivo Dietético da Food and Drug Administration, convocado para avaliar o estado atual das evidências relativas à Perturbação de Hiperatividade e Défice de Atenção (PHDA). São explicadas as caraterísticas da PHDA relevantes para a compreensão da literatura sobre esta doença: A PHDA é um diagnóstico quantitativo, tal como a hipertensão, e alguns indivíduos próximos do limiar podem ser empurrados para além dele por um pequeno aumento dos sintomas. A cronicidade e a ubiquidade da perturbação fazem da avaliação do prestador de cuidados a medida mais válida, embora subjectiva [65-67].

Muitos estudos apresentam deficiências, incluindo diagnósticos não normalizados, seleção questionável da amostra, cegamento imperfeito e medidas de resultados não normalizadas. Provas recentes sugerem um efeito deletério pequeno mas significativo das CFL no comportamento das crianças, que não se limita às diagnosticadas com TDAH. As lâmpadas fluorescentes compactas parecem ser mais um problema de saúde pública do que um problema de TDAH. Os CFL não são uma causa importante da PHDA em si, mas parecem afetar as crianças independentemente de terem ou não PHDA, e podem ter um efeito global no clima da sala de aula se a maioria das crianças da turma sofrer um pequeno declínio comportamental com efeitos aditivos ou sinérgicos [65-68].

Nas últimas décadas, a evolução dos estilos de vida em todo o mundo levou a uma procura de alimentos com um longo período de conservação, cosmeticamente agradáveis, atractivos e fáceis de preparar e consumir. Os aditivos alimentares, em particular os corantes e conservantes artificiais, têm sido associados ao défice de atenção e ao comportamento hiperativo das crianças. Além disso, a avaliação e a gestão das perturbações comportamentais do neurodesenvolvimento (NDD) nas crianças tornaram-se uma parte essencial e significativa dos cuidados pediátricos. De acordo com a Agência de Normas Alimentares do Reino Unido, os pais e as crianças devem ser aconselhados a limitar os aditivos alimentares desnecessários e a consumir alimentos saudáveis ricos em nutrientes essenciais. Devem ser efectuados estudos mais abrangentes [67].

Uma das controvérsias mais actuais no campo dos corantes alimentares artificiais é o seu efeito no comportamento e atitudes das crianças. Embora a ideia de que as sensibilidades alimentares conduzem a problemas de aprendizagem e de comportamento remonte à década de 1920, só na década de 1970 é que foi desenvolvida uma hipótese específica sobre esta relação [68]. A Associação

Médica Americana propôs que os problemas de aprendizagem e a hiperatividade nas crianças eram devidos a certos aditivos e componentes alimentares, e aconselhou uma dieta especial conhecida como "K-P" ou "Kaiser Permanente", que era completamente livre de substâncias. Dois outros conservantes foram eliminados porque podiam causar hiperatividade e cerca de 60-70% das crianças melhoraram após a remoção destes conservantes, nomeadamente o BHA e o BHT [69]. Muitos pais que seguiram as recomendações da dieta "K-P" relataram uma melhoria no comportamento dos seus filhos, e muitas outras provas determinaram que muitas perturbações neurofisiológicas podem desenvolver-se nas crianças quando estas consomem determinados produtos químicos, incluindo aditivos alimentares naturais ou artificiais, como os salicilatos [70].

No entanto, os corantes adicionados aos produtos alimentares são extremamente importantes, uma vez que podem influenciar a perceção da qualidade e do sabor, particularmente quando os alimentos transformados perdem a sua aparência atractiva devido à modificação enzimática e à temperatura elevada. A legislação federal aprovada pelo Congresso dos EUA exige que todos os aditivos sejam testados antes de serem adicionados aos alimentos, medicamentos ou cosméticos; dos muitos aditivos, cerca de 200 substâncias foram retiradas e, atualmente, apenas 35 aditivos (ou seja, corantes, conservantes, intensificadores de sabor e edulcorantes) são aprovados pela FDA [71].

3) Tipos de aditivos alimentares

a. Eritrosina (E 127/ Vermelho n° 3)

Trata-se de um corante alimentar à base de alcatrão de carvão rosa-cereja. Verificou-se que provoca reacções alérgicas e sensibilidade, bem como dificuldades de aprendizagem, aumentando os níveis de hormonas da tiroide e conduzindo ao hipertiroidismo. A eritrosina, também conhecida como vermelho n.º 3, é um composto organoide, em particular um derivado da fluorite. Trata-se de um corante sintético cor-de-rosa-cereja, utilizado principalmente para colorir alimentos. É o sal dissódico da 2,4,5,7-tetraiodofluoresceína. Tem uma absorvência máxima de 530 nm em solução aquosa e está sujeito a fotodegradação [70].

É utilizado como corante alimentar, em tintas de impressão, como corante biológico, como revelador de placas e como meio radiopaco. Foi utilizada como sensibilizador de películas fotográficas ortocromáticas. A eritrosina é muito utilizada em doces, como certos rebuçados e gelados, e ainda mais em géis de decoração. É igualmente utilizada para colorir as cascas dos pistácios. Como aditivo alimentar, tem o número E127. Embora comummente utilizada em muitos países do mundo, a eritrosina é menos utilizada nos EUA (perdendo apenas para o Fast Green FCF), uma vez que o Allura Red AC (Vermelho #40) é geralmente utilizado em seu lugar. No entanto, o Allura Red AC é proibido em muitos países europeus apenas por ser um corante azoico, apesar do consenso científico de que o Vermelho 40 apresenta menos riscos conhecidos para a saúde [70-72].

Verificou-se que a eritrosina actua como um potente inibidor neurocompetitivo da captação de dopamina pelas terminações nervosas quando exposta in vitro no cérebro do rato [72]. Outro estudo mostrou que a eritrosina pode atuar como um inibidor de muitos outros neurotransmissores, levando a um aumento da concentração de neurotransmissores perto dos receptores e, por conseguinte, a um aumento funcional da neurotransmissão sináptica. Existem agora provas de que pode reduzir a renovação da dopamina e levar à hiperatividade nas crianças [73].

A eritrosina está notoriamente associada ao desenvolvimento de problemas da tiroide. Foi observado que o processamento de alimentos a temperaturas superiores a 200 graus Celsius desintegra parcialmente o composto, fazendo com que o químico liberte iodeto. Os especialistas alertaram para o facto de isto poder afetar a atividade da tiroide e aumentar os níveis de hormonas da tiroide, o que pode levar ao hipertiroidismo. Da mesma forma, um estudo em animais estabeleceu uma ligação entre a eritrosina e o cancro da tiroide em ratos. De acordo com o estudo, testes de curto prazo mostraram que a substância tóxica afectou negativamente a função da tiroide em modelos animais. Os testes a longo prazo também mostraram que os ratos machos alimentados com 4% de eritrosina na dieta desenvolveram adenomas de células foliculares da tiroide. Dados de outros estudos mostraram também que esta substância química perigosa pode desencadear o desenvolvimento de adenomas e carcinomas [74].

Esta substância química nociva está também a revelar-se prejudicial para a saúde do cérebro. Os especialistas alertaram para o facto de a eritrosina ter um efeito negativo nas células de levedura e ser conhecida por causar fototoxicidade ou hipersensibilidade à luz. Os especialistas em saúde também desaconselharam o consumo de eritrosina em crianças. Segundo o Hyperactive Childrens Support Group, este corante alimentar tóxico está ligado a perturbações comportamentais hiperactivas nas crianças. Verificou-se também que este corante nocivo danifica o ADN das células do fígado in vitro. De acordo com o artigo, os danos no ADN das células do fígado são comparáveis aos causados por um medicamento de quimioterapia concebido para o efeito. Vários estudos demonstraram igualmente que o composto tóxico pode ter um efeito negativo na função testicular. O corante alimentar é também conhecido por induzir uma elevada citotoxicidade e citostática nas células do sangue periférico humano. Os corantes alimentares têm também propriedades genotóxicas e mutagénicas [75].

    b. <u>Tartrazina (E 102/amarelo n.º 5)</u>

A tartrazina é outro corante que torna os alimentos e os medicamentos amarelos e cor de laranja. É um corante azo sintético que se encontra em abóboras de fruta, xaropes de fruta, refrigerantes coloridos, pudins instantâneos, misturas para bolos, creme em pó, sopas, molhos, gelados, chupa-chupas, rebuçados, pastilhas elásticas, maçapão, compota, geleia, marmelada, mostarda, iogurte e muitos alimentos de conveniência, bem como em produtos à base de glicerina, limão e mel. Também pode ser encontrado na casca de cápsulas medicinais [76].

Foi efectuado um estudo com 122 pacientes que sofriam de doenças alérgicas. Foram-lhes administrados cerca de 50 mg de tartrazina, que provocaram reacções como fraqueza, palpação, urticária, prurido e rinorreia. Os 50 gramas de tartrazina podem ser considerados uma dose substancial, tendo em conta que é fácil consumir uma certa quantidade bebendo apenas algumas latas de bebidas gaseificadas por dia. Alguns estudos relacionaram as perturbações de hiperatividade da primeira infância com a tartrazina, que foi proibida na Áustria e na Noruega, embora ainda seja legalmente utilizada no Reino Unido, mas sempre que é adicionada aos alimentos tem de ser mencionada no rótulo do produto [70].

De todos os corantes azóicos, a tartrazina parece ser o que provoca mais reacções alérgicas e/ou de intolerância, nomeadamente nas pessoas intolerantes à aspirina e nos asmáticos. Outras reacções podem incluir enxaquecas, visão turva, comichão, rinite e manchas roxas na pele (por esta razão, o urucum (E160b) é cada vez mais utilizado). Combinada com o ácido benzoico (E210), a tartrazina parece provocar uma hiperatividade nas crianças. Por conseguinte, o seu consumo não é recomendado para as crianças [77]. O Hyperactive Childrens Support Group considera que existe uma ligação entre este aditivo e as perturbações comportamentais hiperactivas nas crianças. Embora seja um corante muito utilizado no Reino Unido, a sua utilização é proibida na Noruega e na Áustria [78].

c. Benzoatos (E 210-219)

Os benzoatos são considerados um dos químicos mais comuns utilizados como conservantes alimentares para inibir o crescimento de leveduras e bolores. Os benzoatos são conservantes alimentares normalmente utilizados em alimentos transformados, produtos em conserva e refrigerantes (a OMS determinou que as concentrações máximas de benzoatos utilizados como conservantes alimentares não devem exceder 2000 mg/kg). Os benzoatos estão ligados à hiperatividade infantil e causam urticária, asma, angioedema e certos tipos de cancro [70].

d. Glutamato monossódico (MSG/E621)

O glutamato monossódico (MSG/E621) é um aromatizante adicionado principalmente para melhorar sopas, molhos e produtos de preparação de carne. Tem as suas origens no sabor da cozinha do Extremo Oriente. A utilização de MSG tem sido controversa nos últimos 30 anos devido a relatos de reacções alimentares graves em pessoas que consumiram alimentos contendo MSG [70].

O ácido glutâmico e os vários sais de ácido glutâmico que não o MSG, como o glutamato monopotássico, têm o mesmo efeito. O glutamato também confere aos alimentos um sabor único, conhecido como "umami", e foi cientificamente reconhecido como o quinto sabor básico, juntamente com o doce, o azedo, o salgado e o amargo. Como o glutamato é um dos principais componentes das proteínas, encontra-se naturalmente em praticamente todos os alimentos que contêm proteínas, como a carne, as aves, o marisco, os vegetais e o leite. O glutamato natural tem sido tradicionalmente utilizado para conferir o sabor umami [78].

No passado, houve relatos anedóticos de que o glutamato provocava sintomas subjectivos como dormência, fraqueza e palpitações. Este fenómeno foi designado por "síndrome do restaurante chinês". No entanto, nunca foi cientificamente confirmado em estudos duplamente cegos, cruzados e controlados por placebo que estas reacções fossem realmente causadas pelo glutamato [79].

A quantidade de glutamato utilizada nos alimentos situa-se geralmente entre 0,1% e 0,8% do alimento servido. Esta quantidade é semelhante aos níveis de glutamato natural encontrados nos pratos tradicionais. O sabor do glutamato é auto-limitado. Isto significa que, uma vez incluída a quantidade adequada numa receita, a adição de mais contribui pouco para o sabor ou pode mesmo ser prejudicial para o equilíbrio do sabor do prato [80].

O glutamato está naturalmente presente em muitos alimentos. Está presente na carne, no peixe, nos vegetais e nos produtos à base de cereais, na forma ligada às proteínas, e no tomate, no leite, nas batatas, no molho de soja e em muitos tipos de queijo, na forma livre. Para além da sua presença natural, pode ser adicionado a muitos alimentos. É frequentemente utilizada em sopas, molhos, batatas fritas e todo o tipo de alimentos processados saborosos. Muitos pratos asiáticos são caracterizados pelo sabor do glutamato, que provém tanto de uma fonte natural, como a soja ou o molho de peixe, como da adição de glutamato como intensificador de sabor. No caso da cozinha italiana, o glutamato do queijo e do tomate torna-a saborosa. Realça o sabor original dos alimentos e torna-os mais saborosos [81].

A produção comercial de glutamato monossódico teve início em 1909. No passado, era produzido por hidrólise de proteínas naturais, como o glúten de trigo e os flocos de soja. Atualmente, o glutamato monossódico é produzido por fermentação bacteriana. As bactérias (Corynebacterium glutamicus) são cultivadas num meio líquido que contém açúcares, melaço ou amido como substrato de fermentação. As bactérias são capazes de produzir e excretar ácido glutâmico para o meio. O ácido glutâmico acumula-se assim no meio e é depois separado por filtração, purificado e convertido por neutralização em glutamato monossódico. Após purificação, cristalização e secagem, um pó branco de glutamato monossódico está pronto para ser utilizado como intensificador de sabor [82].

Um estudo em dupla ocultação determinou as reacções a curto prazo ao MSG. Neste estudo, indivíduos saudáveis que consumiram 5g de MSG foram associados a numerosas sensações irritantes, incluindo ardor, dor no peito, palpação e dor de cabeça, enquanto os efeitos a longo prazo foram difíceis de determinar [36]. Como resultado, o MSG foi banido dos produtos alimentares para bebés devido à ocorrência de danos irreversíveis na retina de roedores recém-nascidos. A dose diária admissível (DDA) de MSG é de 120 mg/kg/dia, mas mesmo doses mais baixas continuam a estar associadas a uma síndrome aguda em indivíduos sensíveis [73].

Além disso, o MSG tem suscitado preocupações como fator de risco para a obesidade epidémica, uma vez que os dados de modelos animais e estudos humanos sugerem uma possível ligação entre o MSG e o excesso de peso/obesidade. Os mecanismos potenciais da ligação entre o MSG e a obesidade incluem a possível influência do MSG no equilíbrio energético, aumentando a palatabilidade e perturbando a cascata de sinalização hipotalâmica da ação da leptina. No entanto, a associação longitudinal entre o consumo de MSG e a incidência de excesso de peso/obesidade não é clara. Assim, examinámos prospectivamente o consumo de MSG em relação à incidência de excesso de peso e às alterações no índice de massa corporal (IMC) em 10 095 adultos chineses aparentemente saudáveis, como parte do China Health and Nutrition Survey (CHNS), um inquérito longitudinal aberto, contínuo e de âmbito nacional com dados sobre o MSG. O principal objetivo da recolha de dados sobre o glutamato monossódico no âmbito do inquérito CHNS era estudar a associação entre a ingestão de sódio e a hipertensão.

Conclusão

Os pares, os pais e a publicidade exercem a maior influência social sobre os hábitos alimentares das crianças. Por conseguinte, deve ser efectuado um controlo especial para eliminar ou reduzir os alimentos transformados consumidos pelas crianças, uma vez que estes produtos contêm normalmente aditivos naturais e artificiais com determinados corantes, nomeadamente eritrosina, tartrazina, glutamato monossódico e benzoato. Verificou-se que os aditivos alimentares não são a principal causa da PHDA, mas podem, no entanto, contribuir significativamente para alguns casos e, em alguns casos, agravar aditivamente a situação. Uma vez que o efeito deletério não parece estar limitado ao TDAH, as CFAs podem ser mais um problema de saúde pública geral do que um problema de TDAH. Consequentemente, os resultados dos estudos anteriores apelam fortemente à realização de mais estudos no mesmo domínio, a fim de determinar com precisão os efeitos dos aditivos alimentares sobre a PHDA e outras perturbações comportamentais nas crianças.

Referências

1. Rachael B., Jane O., "Children's eating attitudes and behaviour: a study of the modeling and control theories of parental influence", Health Education Research, vol. 19, iss. 3, pp. 261-271, 2004.
2. Pauline W., Sabine J. e Vincent W., "Children's eating behavior, feeding practices of parents and weight problems in early childhood: results from the population-based Generation R Study", International Journal of Behavioral Nutrition and Physical Activity, vol. 9, iss. 1, p.130, 2012.
3. Sjoberg A., Lissner L. e Marild S., "Recent anthropometric trends among Swedish school children: evidence for decreasing prevalence of overweight in girls," Ata Paediatrica, vol. 97, iss. 1, pp. 118-123, 2008.
4. Camell S., Wardle J., "Appetite and adiposity in children: evidence for a behavioural susceptibility theory of obesity", The American Journal of Clinical Nutrition, vol. 88, iss. 1, pp. 22-29, 2008
5. Ashcroft J., Semmler C. e Camell S., "Continuity and stability of eating behaviour traits in children", European Journal of Clinical
6. Nutrition, vol. 62, iss. 8, pp. 985-990, 2008.
7. Van Jaarsveld, C. Llewellyn H., e Johnson L., 'Prospective associations between appetitive traits and weight gain in infancy. The American Journal of Clinical Nutrition, vol. 94, iss. 6, pp. 1562-1567, 2011.
8. Salvy S., Haye K. e Bowker J., "Influence of peers and friends on children and adolescents' eating and activity behaviors", Physiol Behav, vol. 106, iss. 3, pp. 369-378, 2012.
9. McGinnis J. M., Gootman J. A., e Kraak, V. I. (Eds.), Food marketing to children and youth: threat or opportunity? National Academies Press, 2006.
10. Powell L. M., Szczpka G., Chaloupka F. J. e Braunschweig C. L., "Nutritional content of television food advertisements seen by children and adolescents," Pediatrics, vol. 120, pp. 576-583, 2007. 120, pp. 576-583, 2007.
11. Ippolito P. M., Desrochers D. M., Kelley C. R., "Children's Exposure to TV Advertising in 1977 and 2004: Information for the obesity debate," Fedral Trade Commission, Bureau of Economics, 2007.
12. Barkley R. A., "Major life activity and health outcomes associated with attention-deficit/hyperactivity disorder", J Clin Psychiatry, vol. 63, pp. 10-15, 2002 ;

13. Nomura Y., Marks D. J., Halperin, J. M., "Prenatal exposure to maternal and paternal smoking on attention deficit hyperactivity disorders symptoms and diagnosis in offspring," J Nerv Ment Dis., vol. 198, pp. 672-678, 2010.

14. Lange W., Reichl S. e Katharina M., "The history of attention deficit hyperactivity disorder", ADHD Attention Deficit and Hyperactivity Disorders, vol. 2, iss. 4, pp. 241-255, 2010.

15. Sroubek A., Kelly M. e Li X., "Inattentiveness in attention deficit/hyperactivity disorder", Neuroscience bulletin, vol. 29, iss. 1, pp. Ю3-10, 2013.

16. Coleman, W. L., "Social competence and friendship formation in adolescents with attention-deficit/hyperactivity disorder", Adolesc Med State Art Rev. vol. 19, iss. 2, pp. 27-99, 2008. 19, iss. 2, pp. 278-99, 2008.

17. Racine M. B., Majnemer A., Shevell M. e Snider L., "Handwriting performance in children with attention deficit hyperactivity disorder (ADHD)", J Child Neurol, vol. 23, iss. 4, pp. 399-406, 2008.

18. Walitza S., Drechsler R., e Ball J., "The school child with ADHD", Ther Umsch (em alemão), vol. 69, iss. 8, pp. 467-73, 2012.

19. Bellani M., Moretti A., Perlini C. e Brambilla P., "Language disturbances in ADHD", Epidemiol Psychiatr Sei, vol. 20, iss. 4, pp. 311-315, 2011.

20. Emond V., Joyal C. e Poissant H., "Structural and functional neuroanatomy of attention deficit hyperactivity disorder (ADHD)", Encephale, vol. 35, iss. 2, pp. 107-14, 2009.

21. Singh I., "Beyond polemics: science and ethics of ADHD", Nature Reviews Neuroscience, vol. 9, iss. 12, pp. 957-64, 2008.

22. Balint S., Czobor P., Meszaros A., Simon V. e Bitter I., "Neuropsychological impairments in adult attention deficit hyperactivity disorder: a literature review", Psychiatr Hung (em húngaro), vol. 23, iss. 5, pp. 324-35, 2008. 23, iss. 5, pp. 324-35, 2008.

23. McBurnett K., Pfiffner, L. J., "Treatment of aggressive ADHD in children and adolescents: conceptualization and treatment of comorbid behavior disorders", Postgrad Med, vol. 121, iss. 6, pp. 158-65, 2009.

24. Rubia K., "'Cool' inferior frontostriatal dysfunction in attention deficit/hyperactivity disorder versus 'hot' ventromedial orbitofrontal-limbic dysfunction in conduct disorder: a review," Biol. Psychiatry, vol. 69, iss. 12, pp. 69-87, 2011.

25. McCann D., Barrett A., Cooper A., Crumpler D., e Dalen, L., "Food additives

and hyperactive behaviour in 3-year-old and 8/9-year-old children in the community: a randomised, double-blinded, placebo-controlled trial," Lancet, vol. 370, iss. 9598, pp. 1560- 1567, 2007.

26. Dubik M., "Food colourings, conservatives, and hyperactivity", Lancet, vol.12, iss. 12, pp. 54-55, 2004.

27. Lugaila T. Current Population Reports: U.S. Census Bureau. Washington, D.C.: 2003. A Child's Day: 2000 (Selected Indicators of Child Well-Being) pp. 70-89.

28. Nielsen SJ, Siega-Riz AM, Popkin BM. Trends in Energy Intake in U.S. between 1977 and 1996: Similar Shifts Seen across Age Groups. Obesity Research. 2002; 5:370-378.

29. Gabinete de Estatísticas do Trabalho dos EUA. Despesas dos consumidores em 2003. Departamento do Trabalho dos EUA; 2003. Quadro 6: Composição da unidade de consumo: despesa média anual e caraterísticas, Inquérito às Despesas de Consumo, 2003.

30. Nielsen SJ, Popkin BM. Patterns and Trends in Food Portion Sizes, 19771998. JAMA. 2003 ; 289(4):450-453.

31. Bowman SA, Gortmaker SL, Ebbeling CB, Pereira MA, Ludwig DS. Effects of Fast-Food Consumption on Energy Intake and Diet Quality among Children in a National Household Survey. Pediatrics. 2004; 113:112-118.

32. Mennella JA, Johnson A, Beauchamp GK. Garlic Ingestion by Pregnant Women Alters the Odor of Amniotic Fluid (Ingestão de alho por mulheres grávidas altera o odor do líquido amniótico). Chemical Senses. 1995 ; 20(2):207- 209.

33. Hauser GJ, Chitayat D, Berns L, Braver D, Muhlbauer B. Peculiar Odours in Newborns and Maternal Pernatal Ingestion of Spicy Foods (Odores Peculiares em Recém-Nascidos e Ingestão Materna Pernatal de Alimentos Picantes). European Journal of Pediatrics. 1985; 144(4):403.

34. Schaal B, Marlier L, Soussignan R. Human foetuses learn the odours of their pregnant mother's diet. Chemical Senses. 2000;25:729-737

35. Mennella JA, Coren P, Jagnow MS, Beauchamp GK. Prenatal and Postnatal Flavor Learning by Human Infants. Pediatrics. 2001; 107(6):88-94.

36. Gartner LM, Morton J, Lawrence RA, Naylor AJ, O'Hare D, Schanler RJ, Eidelman Al. Breastfeeding and the Use of Human Milk. Pediatrics. 2005;

115(2):496-506.

37. Academia Americana de Pediatria Aleitamento materno e utilização de leite humano. Academia Americana de Pediatria. Grupo de Trabalho sobre Aleitamento Materno. Pediatrics. 1997; 100(6):1035-1039.

38. Kramer MS, Kakuma R. The optimal duration of exclusive breastfeeding: A Systematic Review. Avanços em Medicina Experimental e Biologia. 2004; 554:63-77.

39. Roberts SB, Heyman MB, Micronutrient shortfalls in young children's diets: common, and due to inadequate intakes both at home and at child care centres. Nutr Rev. 2000 Jan; 58(l):27-9.

40. Comité do Instituto de Medicina sobre os Progressos na Prevenção da Obesidade Infantil. In: Progress in preventing childhood obesity: How do we measure up? Koplan JP, Liverman CT, Kraak VI, Wisham SL, editores. The National Academies Press; Washington, D.C.: 2006

41. Dietz WH. Critical periods in childhood for the development of obesity (Períodos críticos na infância para o desenvolvimento da obesidade). Am J Clin Nutr. 1994 maio; 59(5):955-9.

42. Cullen KW, Eagan J, Baranowski T, Owens E, de Moor C, Effect of a la carte and snack bar foods at school on children's lunchtime intake of fruits and vegetables. J Am Diet Assoc. 2000 Dec ; 100(12):1482-6.

43. Koplan JP, Liverman CT, Kraak VI, Comité para a Prevenção da Obesidade em Crianças e Adolescentes. Preventing childhood obesity: health at stake: summary. J Am Diet Assoc. 2005 Jan ; 105(l):131-8.

44. Flodmark CE, Marcus C, Britton M. Intervenções para prevenir a obesidade em crianças e adolescentes: uma revisão sistemática da literatura. Int J Obes (Lond). 2006 Apr ; 30(4):579-89.

45. Veugelers PJ, Fitzgerald AL. Effectiveness of school-based programs in preventing childhood obesity: a multilevel comparison (Eficácia dos programas escolares na prevenção da obesidade infantil: uma comparação multinível). Am J Public Health. 2005 Mar ; 95(3):432-5.

46. McNeal J. Explorar os três mercados infantis. American Demographics. 1998;20:37-41

47. McNeal J. O mercado infantil: Myths and realities. Ithaca, NY, Paramount MarketPublishing; 1999

48. John DR. Children's socialization to consumption: A retrospective look at twenty- five years of research. Journal of Consumer Research. 1999 ; 26:183-213.

49. Zollo P. Wise Up To Teens: Insight into Marketing and Advertising to Teenagers, 2ª ed., Istaca, NY. Ithaca, NY, New Strategist Publications, Inc; 1999

50. Isler L, Popper HT, Ward S. Children's purchase requests and parental responses: results from a diary study. Journal of Advertising Research. 1987;27:28-39

51. Strasburger V. Children and TV advertising: nowhere to run, nowhere to hide. J Dev Behav Pediatr. 2001 Jun ; 22(3):185-7.

52. Sinn N. Influências nutricionais e dietéticas na perturbação de défice de atenção e hiperatividade. Nutr Rev. 2008 Oct ; 66(10):558-68.

53. Trumbo P, Schlicker S, Yates AA, Poos M, Food and Nutrition Board of the Institute of Medicine, The National Academies. Dietary Reference Intakes for energy, carbohydrate, fiber, fat, fatty acids, cholesterol, protein, and amino acids. J Am Diet Assoc. 2002 Nov ; 102(ll):1621-30

54. Linder MC, Hazegh-Azam M. Copper biochemistry and molecular biology (Bioquímica do cobre e biologia molecular). Am J Clin Nutr. 1996 maio ; 63(5):797S-811S.

55. Schnoll, R., Burshteyn, D. e Cea-Aravena, J. (2003), "Nutrition in the treatment of attention-deficit hyperactivity disorder: a neglected but important aspect", Applied Psychophysiology and Biofeedback, Vol. 28 No. 1, pp. 63-75.

56. Yorbik, O. Kirmizigul, P., Demirkan, S. e Sonmez, T. (2003), "Dikkat Eksikligi Hiperaktivite Bozuklugu Olan Qocuklarda Anne Sutu Alma Sureleri", Cocuk ve Genglik Ruh Sagligi Dergisi, Vol. 10 No. 3, pp. 115-120.

57. Goldman, R.D. (2010), "ADHD stimulants and their effect on height in children", Canadian Family

58. Médecin, Vol. 56 No. 2, pp. 145-146

59. Kiddie, J.Y. (2008), "Dietary intake and nutrient status in children with Attention Deficit Hyperactivity Disorder (ADHD)", mestrado em ciências, The University of British Columbia, Vancouver.

60. Saglik Bakanligi (2004), Dietary Guidelines for Turkey, Saglik Bakanligi,

Ankara.

61. Videon, T.M. e Manning, C.K. (2003), "Influences on adolescent eating patterns: the importance of family meals", The Journal of Adolescent Health, Vol. 32 No. 5, pp. 365-373.

62. Dura Trave, T., Diez Bayona, V., Yoldi Petri, M.E. e Aguilera Albesa, S. (2013), "Dietary patterns in patients with attention deficit hyperactivity disorder", Anales De Pediatria, doi:10.1016/j.anpedi.2013.05.013.

63. Newmark, S.C. (2009), "Nutritional Intervention in ADHD", Explore (NY), Vol. 5 No. 3, pp. 171-174.

64. Van Egmond-Frohlich, A.W., Weghuber, D. e De Zwaan, M. (2012), "Association of symptoms of attention-deficit/hyperactivity disorder with physical activity, media time, and food intake in children and adolescents", PLoS ONE, Vol. 7 No. 11, pp. 1-8.

65. Sahar S., e Shehata M., "Os efeitos da utilização de alimentos coloridos de crianças nas propriedades imunitárias e no fígado, rim em ratos," Ciências da Alimentação e Nutrição (Investigação Científica), vol. 3, iss. 7, pp. 897-904, 2012.

66. Swanson J. M., Kinsbourne M., e Nigg J., "Etiologic subtypes of attention-deficit/hyperactivity disorder: Brain imaging, molecular genetics and environmental factors and the dopamine hypothesis", Neuropsychol Rev. vol. 17, pp. 39-59, 2007.

67. Eugene A., Nicholas L. e Elizabeth H., "Artificial Food Colors and Attention-Deficit/Hyperactivity Symptoms: Conclusions to Dye for", Neurotherapeutics, vol. 9, pp. 599-609, 2012.

68. Lau K., McLean W. G., Williams D. P. e Howard C. V., "Interações sinérgicas entre aditivos alimentares comumente usados em um teste de neurotoxicidade do desenvolvimento", Toxicol Sci. vol. 90, pp. 178-87, 2006.

69. Eigenmann P. A., Haenggeli, C. A., "Food colourings, conservatives, and hyperactivity", Lancet, vol. 370, pp. 1524-5, 2007.

70. Barbara W., "Influence of food additives and contaminants (nickel and chromium) on hypersensitivity and other adverse health reactions - a review", Polish Journal of Food and Nutrition Sciences, vol. 59, iss. 4, pp. 287-294, 2009.

71. Schab D.W., Trinh N. H., "Do artificial food colors promote hyperactivity in

children with hyperactive syndromes? A meta-analysis of double-blind placebo-controlled trials", Journal of Developmental and Behavioral Pediatrics, vol. 25, iss. 6, pp. 423-434, 2004. 25, iss. 6, pp. 423-434, 2004.

72. Rangan C., Barceloux D. G., "Food additives and sensitivities. Doenças, toxinas alimentares e microbianas, Parte I", Chem. Cont. Additiv, vol. 55, pp. 292-311, 2009.

73. Elhkim M. O., Heraud F., Bemrah N, e Gauchard, F., "New considerations regarding the risk assessment on tartrazine. Une mise à jour de l'évaluation toxicologique, des réactions d'intolérance et de la dose journalière théorique maximale en France", Regul. Toxicol. Pharmacol, vol. 47, pp. 308-316, 2007.

74. Pacor M. L., Di Lorenzo G. e Martinelli N., "Monosodium benzoate hypersensitivity in subjects with persistent rhinitis", Allergy, vol. 59, pp. 192197, 2004.

75. Populin T., Moret S., Truant S., et Conte L. S., "A survey on the presence of free glutamic acid in foodstuffs, with and without added monosodium glutamate," Food Chem. Vol. 104, pp. 1712-1717, 2007.

76. EFSA, Opinion of the Scientific Panel on Food Additives, Flavourings, Processing Aids and Materials in Contact with Food (AFC) on a request from the Commission related to a new long-term carcinogenicity study on aspartame, vol. 356, pp. 1-44, 2006.

77. McCann D, Barrett A, Cooper A, et al. Food additives and hyperactive behaviour in 3-year-old and 8/9-year-old children in the community: a randomised, double-blinded, placebo-controlled trial. Lancet. 2007 ; 370:15601567

78. Schab DW, Trinh NH. Os corantes alimentares artificiais promovem a hiperatividade em crianças com síndromes hiperactivas? A meta-analysis of double-blind placebo-controlled trials. J Dev Behav Pediatr. 2004; 25:423-434.

79. Kavale KA, Forness SR. Hiperatividade e tratamento dietético: uma meta-análise da hipótese Feingold. J Learn Disabil. 1983; 16:324-330

80. Stevens LJ, Kuczek T, Burgess JR, Hurt E, Arnold LE. Sensibilidades alimentares e sintomas de TDAH: trinta e cinco anos de pesquisa. Clin Pediatr. 2011; 50:279293

81. Goyette GH, Connors CK, Petti TA, Curtis LE. Efeitos dos corantes artificiais

em crianças hipercinéticas: um estudo de desafio em dupla ocultação [actas] Psychopharmacol Bull. 1978; 14:39-40

82. Swanson JM, Kinsbourne M. Os corantes alimentares prejudicam o desempenho de crianças hiperactivas num teste de aprendizagem em laboratório. Science. 1980;207:1485-1487. 28

83. Conners CK. Food additives and hyperactive children (Aditivos alimentares e crianças hiperactivas). Nova Iorque: Plenum; 1980. Alimentos, corantes alimentares e alergias; pp. 77-85.

84. Salamy J, Shucard D, Alexander H, Peterson D, Braud L. Alterações fisiológicas em crianças hiperactivas após a ingestão de aditivos alimentares. Int J Neurosci. 1982 ; 16:241-246

85. Uhlig T, Merkenschlager A, Brandmaier R, Egger J. Topographic mapping of brain electrical activity in children with food-induced attention deficit hyperkinetic disorder. Eur J Pediatr. 156(7):557-61

86. Yeomans MR, Gould NJ, Mobini S, Prescott J. Acquired flavor acceptance and intake facilitated by monosodium glutamate in humans. Physiol Behav. 2008 Mar 18 ; 93(4-5):958-66.

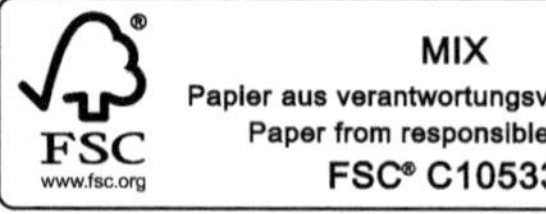

Printed by Books on Demand GmbH, Norderstedt / Germany